AF331661

LETTRE

DE L'AUTEUR

DE L'EXAMEN SÉRIEUX ET IMPARTIAL

DU MAGNÉTISME ANIMAL,

A M. JUDEL, MÉDECIN,

Membre de la société de l'Harmonie.

Ou, en répondant à la Critique qu'en a faite ce Docteur, & qu'il a insérée dans les Affiches du pays Chartrain, on fait voir que les Disciples de M. d'Eslon peuvent être aussi instruits de la Doctrine du Magnétisme Animal, que ceux de M. Mesmer, & quelquefois mieux.

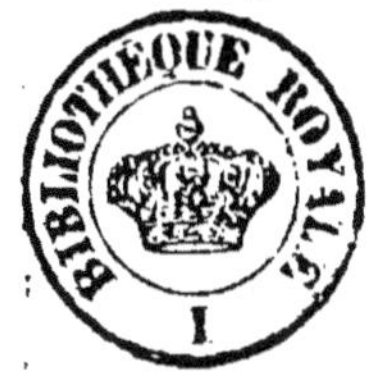

A PHILADELPHIE,

Et se trouve, A PARIS,

Chez tous les Marchands de Nouveautés.

1784.

A V I S.

*Pour mettre le lecteur en état de juger, on a cru devoir placer ici en tête le P. S. de la Lettre de M. Judel au Rédacteur des Affiches du pays C**. On peut, si l'on veut, s'en épargner la lecture : mais on pourra du moins y avoir recours, si on le juge à propos.*

P. S. Je viens de parcourir une Brochure intitulée : *Examen sérieux & impartial, du Magnétisme animal.* Le titre de ce petit Ouvrage est bien rempli, on y trouve de la logique & une intention qui paroît pure ; mais l'Auteur, qui ne connoît sûrement point la doctrine de M. *Mesmer*, n'a jetté qu'un coup-d'œil rapide sur le traitement de M. *d'Eslon*, de sorte qu'il ne réunit pas toutes les connoissances & les données qui pouvoient éclairer son examen & son jugement. Cette considération balance un peu la confiance qu'inspire d'abord le ton raisonnable & méthodique qui regne dans ce petit Ecrit, dont toutes les propositions d'ailleurs ne sont pas également solides & fondées. Par exemple, le vœu qui termine cette Brochure n'est conséquent que chez ceux qui pensent que le Magnétisme animal est innocent dans tous les cas possibles. Dès qu'on croit, comme l'Auteur, & qu'on avance qu'il peut devenir préjudiciable dans beaucoup de cas, il n'est pas prudent de vouloir que son application soit confiée à tout le monde : le poids & la vérité de cette réflexion sont si palpables, qu'il seroit superflu de la motiver. Il est bien vrai, (comme l'insinue l'Auteur) que tout le monde connoît le Tartre stibié & l'Opium ; mais il n'y a gueres que les Gens de l'Art qui osent manier ces redoutables agents.

LETTRE

DE L'AUTEUR

DE L'EXAMEN SÉRIEUX ET IMPARTIAL

DU MAGNÉTISME ANIMAL,

A M. JUDEL, MÉDECIN.

Un ami que j'ai à C***, Monſieur, m'a envoyé le N°. 15 du Supplément des Affiches du pays. Je ſuis ſurpris qu'un auſſi mince ouvrage que celui que je viens de donner au public ait pénétré juſques dans votre ville, & encore plus qu'un Médecin comme vous ait daigné le *parcourir,* l'annoncer & en faire la critique.

Quoique vous en diſiez quelque bien, je ne crois pas cependant vous en devoir de remercî-mens , parce que vous vous rétractez dans la même phraſe, ſans vous appercevoir apparem-ment que vous tombez en contradiction avec vous-même.

En effet, après avoir dit *qu'on y trouve de la logique & une intention qui paroît pure,* vous ajoutez immédiatement *que je ne connois ſûrement pas la doctrine de M. Meſmer, & que je n'ai jetté qu'un coup-d'œil rapide ſur le traitement de M. d'Eſlon: de ſorte que je ne réunis pas toutes*

A ij

les connoiſſances & les données qui pouvoient éclairer mon examen & mon jugement.

Permettez-moi de vous le dire, M. le Docteur, il ſe trouve, je crois, dans cette phraſe une contradiction manifeſte. Pourroit-il y avoir la moindre logique dans mon jugement, ſi l'objet m'étoit inconnu ? Les premieres regles de la logique, comme celles du bon ſens, ne preſcrivent-elles pas de s'abſtenir de juger de ce qu'on ignore ? Convenez donc que votre propre logique eſt ici un peu en défaut, & que vous n'avez pas bien écouté ce que ſembloit vous dicter le bon ſens.

Mais comment, je vous prie, ſavez-vous que je ne connois pas la doctrine de M. Meſmer, & que je n'ai jetté qu'un coup-d'œil rapide ſur le traitement de M. d'Eſlon ? Me connoiſſez-vous ? ſavez vous à laquelle des deux écoles je ſuis allé ? m'y avez-vous ſuivi, pour être témoin de mon aſſiduité & de mon application ? Je ſuis bien ſûr que vous ignorez tout cela. Comment avez-vous donc pû l'avencer ?

Il ſeroit difficile de croire que c'eſt par une intention bien *pure…* Mais n'ayant point l'honneur d'être connu de vous, quel motif auriez-vous pu avoir de haſarder une fauſſeté pour me dénigrer ?.. Ce n'eſt ſûrement point à moi que vous en voulez, & il y a ici une malice cachée ; je crois l'avoir devinée. Je vais vous faire part de mes ſoupçon.

Vous avez dans votre ville un confrere que je

connois. Comme vous, & avant vous il eſt allé à
Paris s'inſtruire du magnétiſme animal, mais il
ne s'eſt pas adreſſé, comme vous, à M. Meſmer:
ainſi qu'une vingtaine de Médecins de Paris, &
un bien plus grand nombre de ceux de province,
il a préféré s'adreſſer à M. d'Eſlon, Médecin de la
Faculté de Paris, & premier Médecin conſultant
de M. le Comte d'Artois. Et c'eſt pour faire
entendre au public que ce Médecin n'eſt point
inſtruit du magnétiſme animal, que vous avez
feint de croire que j'ai été à la même école, où
vous prétendez apparemment que l'on ne peut
s'inſtruire que d'une maniere très - imparfaite.
Qu'en dites-vous, M. le Docteur? Vous ai-je
pénétré? Je le crois.

Ne trouverois-je point encore ici votre logique
en défaut ? Sur quoi vous fondez-vous pour juger
qu'on eſt mal inſtruit à l'école de M. d'Eſlon?
Ce ne peut être que ſur ce que mon écrit vous
a paru contenir des propoſitions *peu ſolides, peu
fondées;* puiſque vous n'alléguez que cette raiſon.
Mais, dites-moi, cette raiſon paroît-elle bien
bonne ? Doit-on toujours juger des maîtres par
certains écoliers ? Ce ſeroit une injuſtice. Convenez donc, M. le Docteur, que votre conſé-
quence eſt mal tirée. En ſuppoſant même que dans
mon écrit il y ait des propoſitions qui ne ſoient ni
ſolides, ni *fondées,* il ne s'en ſuivroit nullement
que M. d'Eſlon n'eſt pas un bon maître de magné-

tifme animal ; comme de ce que vous ne raifonnez pas tout-à-fait jufte , il ne s'en fuit pas que vous ayez eu un mauvais maître de logique.

Mais quelles font donc ces propofitions ? Si vous ne vouliez pas vous donner la peine de prouver qu'elles méritent votre cenfure, il falloit du moins les rapporter : vous n'en citez qu'une. Cette propofition, entendue comme vous l'entendez , & rapprochée de ce que j'ai dit précédemment, feroit effectivement, non pas fimplement *peu folide* & *peu fondée* , mais une *groffe bêtife*. Malheureufement , en la prenant dans votre fens, elle ne fe trouve point dans mon écrit, & je vous défie de l'y montrer.

Voilà ce que c'eft que de ne faire que *parcourir* des ouvrages que l'on veut juger, ou de ne pas vouloir entendre ce qu'on lit. On prend à contre-fens ce que dit un Auteur, & on lui impute des chofes dont il ne s'eft jamais avifé.

Ayez donc la bonté de relire ce *petit ouvrage,* & de le faire avec affez d'attention pour l'entendre , & indiquez-moi du moins ces propofitions qui vous ont paru *peu folides* & *peu fondées*. Si vous ne le faites pas, je ne pourrai m'empêcher de penfer que vous n'en avez point effectivement trouvé ; & par une conféquence néceffaire j'aurai droit de vous dire que, comme c'eft fans raifon, mais par malice que vous m'avez voulu faire regarder comme difciple de M. d'Eflon, c'eft auffi par pure malice & fans raifon que vous avancez qu'on eft mal inftruit du magnétifme animal à l'école de ce Docteur.

Ce n'eft pas qu'il n'y en ait une très-plaufible ; mais il eft évident que vous l'ignorez, puifque vous ne l'alléguez pas. Je fuis bon homme : je vais vous la dire, & vous la répéterés. Je fuis bien aife d'ailleurs de vous prouver que je fuis mieux inftruit que vous de ce qu'a dit M. Mefmer.

Ce Docteur, dans plufieurs de fes lettres, & fpécialement dans une qu'il a adreffée, lorfque vous étiez à fon école, à un Médecin de la commiffion nommée pour examiner chez M. d'Eflon la nature & les effets de la découverte du magnétifme animal ; (Vous voyez que le gouvernement, comme le public, croit M. d'Eflon inftruit du magnétifme animal) ce Docteur, dis-je, a affuré que *M. d'Eflon étoit un faux éleve, qu'il ne le reconnoiffoit point, & qu'il ne pouvoit le reconnoître pour inftruit de fa doctrine, puifqu'il ne l'eft pas.*

Eh bien, Monfieur, n'eft-ce pas là une bonne raifon pour appuyer votre jugement ? Elle doit vous paroître péremptoire, & vous n'euffiez certainement pas manqué de l'employer, fi elle vous eût été connue.

N'y ayez pas regret ; car, fans un grand effort de raifonnement, je vais vous prouver qu'elle n'a qu'une valeur apparente ; & qu'au fond elle n'a aucune folidité.

Quoique M. Mesmer ne paroisse pas mépriser l'argent, à en juger par sa conduite, je suis bien éloigné de l'accuser de tenir ce langage sans aucune apparence de raison. Il pourroit désirer un plus grand nombre d'éleves & de malades, bien payans, sans que ce désir fût capable de lui faire avancer une fausseté grossiere. Loin de moi toute supposition qui seroit déshonorante pour lui.

Comment donc résoudre cette difficulté? Vous allez voir qu'avec un peu de logique rien n'est plus aisé.

Cette difficulté roule sur une équivoque. Le mot de *Doctrine de M. Mesmer* peut être pris en deux sens très-différens.

On peut l'entendre seulement d'un certain nombre de principes, sur l'existence du fluide magnétique, sur sa nature, sur les moyens de le propager, de le transmettre, de le cumuler dans un corps ou dans une partie d'un corps; d'en augmenter l'action sur les effets qui en peuvent résulter, sur les maladies ou les circonstances de maladies dans lesquelles il est utile d'en faire usage: en un mot, on peut restreindre le sens du terme de *Doctrine de M. Mesmer* à ce qu'il est nécessaire d'en savoir, pour employer à propos, & de la maniere convenable, ce nouveau moyen de guérison.

On peut aussi l'entendre, non-seulement de ces connoissances, mais encore de toutes les hypothèfes, de tous les fyftêmes qu'on peut imaginer pour expliquer la fource & les propriétés générales & particulieres de ce fluide, & de quelle maniere il opére, foit les effets dont nous fommes témoins, foit une infinité d'autres de toute efpece, fur la terre & dans les cieux. Car on peut, tant qu'on voudra, exalter fa grande puiffance dans les régions du foleil , des étoiles & des planètes, fans que perfonne ait droit, ou du moins intérét de s'y oppofer.

Si l'on prend le mot de *Doctrine de M. Mefmer* dans le premier fens, dans le fens reftreint à ce qu'elle offre de certain & d'utile, il eft très-faux que M. d'Eflon n'en foit pas inftruit. Comment, fans cela, M. Mefmer auroit-il pu lui confier pendant long-temps le traitement de malades très-importans, & fe faire remplacer par lui auprès d'eux, comme il fe fait encore remplacer aujourd'hui par fes éleves? N'auroit-ce pas été de là part de ce Docteur, je ne dis pas le comble de l'imprudence, mais un crime puniffable? Comment, fans cela, verroit-on le magnétifme animal produire, entre les mains de M. d'Eflon, tous les effets qu'il produit dans celles de M. Mefmer; opérer, ou du moins paroître opérer des guérifons auffi nombreufes & auffi remarquables que celles qui paroiffent opérées par M. Mefmer; & par-là attirer chez lui autant de malades, & des malades auffi diftingués qu'on en voit chez M. Mefmer? Il est donc faux que M. d'Eslon ne soit pas instruit de la *Doctrine de M. Mesmer*, en l'entendant de la premiere maniere.

Mais si on veut l'entendre dans le second sens, c'est-à-dire, en joignant à ce que cette doctrine peut avoir de vrai & d'utile tout l'attirail des explications, des hypothèses, des systêmes, il est très-possible que M. d'Eslon ne soit instruit que très-imparfaitement de ce vain étalage d'obscurités scientifiques, qu'il n'en connoisse que ce que M. Mesmer en a publié dans ses ouvrages, & qu'il ne sache pas tout ce que ce Docteur a pu imaginer au-delà. Il me semble que sur cela M. Mesmer doit en être cru sur sa parole. Je serois même fort porté à croire que M. d'Eslon ne porte pas ses prétentions plus loin.

Dites-moi de bonne foi, M. le Docteur; êtes-vous bien instruit vous-mêmes de toutes ces belles choses? Avez-vous mieux compris les sublimes explications de M. Mesmer que les leçons de votre maître de logique? les avez vous mieux retenues? Si vous dites oui, je vous admirerai. Cela annonce que si la nature ne vous a pas gratifié d'une certaine mesure de talent pour raisonner juste sur les choses communes & ordinaires, elle vous en a bien dédommagé en vous accordant celui de comprendre les spéculations les plus sublimes & les plus élevées au-dessus de la portée des autres mortels. Je connois des gens de beaucoup d'esprit,

qui n'ont pas été feulement, comme vous, une quin-
zaine de jours à l'école de M. Mefmer, mais qui ont
fuivi fes leçons pendant plus de fix mois. Eh bien,
ils font perfuadés qu'il faut, à un Médecin d'une ca-
pacité peu commune, au moins trois mois d'inftruc-
tion pour être en état de traiter des malades par le
magnétifme animal. Ils tenoient cette opinion de
M. Mefmer, qui, après avoir eftimé ancienne-
ment qu'il falloit un an pour être bien au fait de fa
doctrine, s'eft contenté de trois mois pour
M. Amic, en qui il a trouvé des difpofitions fu-
périeures. Ces éleves m'ont avoué n'avoir compris
que bien imparfaitement les chofes merveilleufes
qu'ils avoient entendues, & que ce qu'ils en
avoient compris ou pu comprendre, n'avoit laiffé
que de bien foibles traces dans leur mémoire.
Tout Paris a fu le propos d'un des hommes de la
Cour qui a le plus d'efprit, & qui a fait le cours
de M. Mefmer : il a dit tout franchement que tout
ce qu'il en avoit retenu, c'eft que *la fanté eft la
ligne droite, & la maladie la ligne courbe.*

Allons, mon cher confrere, dites la vérité.
En avez-vous feulement retenu autant ? Je croirois
affez volontiers que fi votre féjour à Paris a été fi
court, c'eft que vous appercevant que vous ne
compreniez rien aux leçons de votre maître, il
vous a paru fage d'y perdre le moins de temps
poffible. Je vous dirai une autre fois les raifons

qui me font croire que vous avez bien plus ma-
gnétifé, qu'étudié & écouté.

Il eft notoire à Paris, que, depuis très long-
temps, les difciples de M. Mefmer voyant qu'ils
ne comprenoient que très peu fes fublimes leçons,
& qu'ils n'en retenoient rien du tout, lui ont de-
mandé, avec les plus vives inftances, qu'il leur
donnât des cahiers. Ils fe flattoient de pouvoir,
en les étudiant avec application, entendre un peu
mieux, non pas ce qu'il leur difoit, car il ne parle
gueres lui même, mais ce que leur difoient pour
lui, & à fon profit, ou M. Bergaffe ou M. de la
Motte, Orateurs de l'Ordre de l'Harmonie à
Paris, comme vous êtes l'Orateur de la Loge de
C***. Ce Docteur n'a répondu à leurs humbles
prieres que par des promeffes qu'il n'exécute point,
& que probablement il n'exécutera pas fi-tôt.

Je crois qu'il a bien raifon de fe tenir ainfi fur
la réferve. Comment pourroit-il fe conduire au-
trement? Il ne fait lui-même à quoi s'en tenir
fur cette théorie fi vantée & fi bien payée. Des
gens qui ont fuivi plufieurs fois fes cours m'ont
affuré qu'il y faifoit fans ceffe des changemens, &
ils ne craignent pas d'être démentis par lui; car il
eft de bonne foi fur cet article. Il avoue que fa
doctrine eft encore dans fon enfance; & il dit en
particulier à fes amis qu'il fe donnera bien de garde
de la publier par des cahiers ou par l'impreffion

qu'elle n'ait acquis un certain dégré de confiſtance ou de vraiſemblance. Il faut bien du temps pour mûrir un fruit ſi précieux ; & M. Meſmer eſt d'autant moins preſſé de le cueillir, qu'en différant, il ſe trouvera plus de gens qui le payeront d'avance, ſur la haute idée qu'il en donne.

Voilà donc au vrai, Monſieur, la portion de la doctrine de M. Meſmer qui manque à M. d'Eſlon. Jugez à préſent ſi ce Docteur a eu raiſon de dire que M. d'Eſlon n'étoit pas inſtruit de ſa doctrine. Ce n'eſt pas tout-à-fait une fauſſeté, mais ce n'eſt pas non plus une vérité. Il n'a pu le dire qu'en abuſant d'une équivoque dont perſonne n'a été la dupe, comme il paroît par le grand nombre de Médecins qui s'adreſſent à ce Docteur pour être inſtruits, & par le grand nombre de malades qui lui donnent leur confiance.

M. Meſmer a vraiſemblablement ſenti la juſteſſe de cette diſtinction, & c'eſt ſans doute pour en éluder la force qu'il a dit dans la lettre que je vous ai citée, que *ſans le ſyſtême entier de ſes connoiſſances on n'a qu'une idée très-imparfaite, & très-dangereuſe peut-être, du magnétiſme animal.*

Il y a peu lieu de croire que M. Meſmer ſoit perſuadé lui-même de ce qu'il avance ici. Il s'en ſuivroit que lui ſeul, oui lui ſeul, pourroit ſans danger faire uſage du magnétiſme animal; car il eſt bien certain, ainſi que je vous l'ai dit plus haut, qu'aucun de ſes éleves n'a, ni ne peut avoir *le fyftême entier de fes connoiffances.* Il nous affure lui-même dans fon Précis Hiftorique (page 24) de la difficulté de communiquer aux autres fes lumieres. *L'objet que je traite,* dit-il, *échappe à l'expreffion pofitive. Il ne me refte, pour me faire entendre, que des images, des comparaifons, des approximations. Quelque juftefe que l'on mette dans le langage, il fe préfente toujours des côtés imparfaits… Le magnétifme animal doit être confideré comme un fixieme fens artificiel. Les fens ne fe définiffent point ni ne fe décrivent : ils fe fentent. On effayeroit en vain d'expliquer à un aveugle de naiffance la théorie des couleurs. Il en eft de même du magnétifme animal ; il doit en premier lieu fe tranfmettre par le fentiment. Le fentiment peut feul en rendre la théorie intelligible.*

Qui ne voit dans ce difcours combien les difciples de M. Mefmer, les plus intelligens, doivent peu fe flatter d'avoir pu, en écoutant des leçons rapides, *faifir le fyftême entier de fes connoiffances*; & par conféquent combien peu d'entr'eux, fi fa propofition eft vraie, peuvent avoir la confiance d'employer le magnétifme animal fans danger? L'a-t il pu avoir lui-même jufqu'au moment où il écrit cette lettre? Avant cette époque il a fi fouvent varié dans fes idées! Il n'avoit donc pas encore le fyftême de fes connoiffances bien entier; l'a-t-il même à préfent? S'il le penfe, que ne fe hâte-t-il de fatisfaire l'empreffement de fes éleves en le leur donnant par écrit. Il eſt aiſé de voir qu'il n'a avancé ce paradoxe que pour diminuer le crédit de ſon rival.

Au fond, mon confrere, que font ces prétendues théories dans notre art? Ne ſavez-vous pas que ſi nous ne faiſions uſage que des remedes de la vertu deſquels nous connoiſſons la théorie éloignée, la théorie ſpéculative, nous n'en employerions preſqu'aucun. Nous ſavons, par exemple, que le tartre ſtibié fait vomir; nous connoiſſons les cas où il convient de l'employer, & la doſe à laquelle il faut le donner, ſuivant les circonſtances, & cela nous ſuffit pour l'employer utilement. S'il falloit, outre cela, ſavoir pourquoi il fait vomir, aucun Médecin n'en feroit uſage, parce qu'aucun ne le ſait. Il en eſt de même des purgatifs, &c. &c.

Ne cherchez donc point à vous faire valoir par une prétendue connoiſſance que vous n'avezpoint, que d'ailleurs bien ſûrement votre maître n'a pas lui-même, & que vous auriez, comme lui, ſans aucun avantage pour vos malades. Il y a long-temps que les Médecins les plus éclairés ont renoncé à ces connoiſſances incertaines, qui ſont bien plus l'objet d'une vaine curioſité que d'une utilité réelle pour la guériſon des maladies. Vous occuperiez-vous aſſez peu de ce que la Médecine a de ſolide, pour vous amuſer à ces inutilités?

J'ai encore bien des choſes à vous dire, M. le

Docteur; mais cette lettre eſt déjà aſſez longue,
je pourrois uſer & repouſſer votre attention. Ce
ſera pour une autre. . . . . . . ci vous fait plaiſir.

Je ſuis, &c.

Le 12 Août 1784.